Wahrheit und Lebenskraft

Michaela Glöckler

Wahrheit und Lebenskraft

GESUNDHEITS-
PFLEGE initiativ

Die Deutsche Bibliothek – CIP-Einheitsaufnahme
Glöckler, Michaela:
Wahrheit und Lebenskraft / Michaela Glöckler. –
Esslingen: GESUNDHEITSPFLEGE initiativ, 2001
(Schriftenreihe Biographie & Bewusstsein; Bd. 26)
ISBN 3-932 161-33-5

Schriftenreihe »Biographie & Bewusstsein« Band 26

ISBN 3-932 161-33-5

Herstellung: Kooperative Dürnau

Wahrheit und Lebenskraft

Inhalt

Wie hängen Wahrheit und Lebenskraft zusammen?

Ich empfinde dieses Thema als grosse Herausforderung und möchte dafür danken, dass es mir gestellt wurde. Es gab mir die Möglichkeit, intensiv darüber nachzudenken.

Es ist sicher kein Geheimnis, dass Wahrheit sehr viel mit dem Immunsystem zu tun hat, weil die Wahrheit ein Kernideal der menschlichen Entwicklung ist.
So stand zum Beispiel in der Illustrierten „Stern“ vor einigen Jahren ein großer Leitartikel: „Heilen mit der Kraft der Seele“. Da war zu lesen: *„Jahrhunderte lang galten Leib und Seele des Menschen als getrennte unabhängige Einheiten. Jetzt steht fest: Sie hängen eng zusammen. Der Körper ist gesünder, wenn es der Seele gut geht. Die Gemütsverfassung des Menschen beeinflusst über chemische Botenstoffe die Anfälligkeit gegenüber Infektionen, wie Schnupfen oder Grippe, und die Widerstandskraft gegen Krankheiten – sogar gegen Krebs. Der Längsschnitt durch den Kopf zeigt Regionen mit besonders vielen Sensoren für Signale von Glücks- und Angstgefühlen.“*

Überarbeitete Fassung eines Vortrags am 18. Januar 2000 in Esslingen

Daneben war eine Abbildung, die insbesondere das Limbische System und den Cortex – die Hirnrinde – zeigte.

Im Bereich der in den letzten 30 Jahren entstandenen psycho-neuro-immunologischen Literatur gibt es Belege dafür in Hülle und Fülle: Wenn man fröhlich ist, sich gut fühlt, Motivation hat, dann geht es dem Körper gut, selbst wenn man unter Belastung steht, wenig Schlaf und vielleicht auch nicht immer Ruhe zum Essen hat – man fühlt sich trotzdem erstaunlich gut. Manche Menschen sagen, eigentlich dürfte es ihnen gar nicht so gut gehen. Ihre Vernunft sagt ihnen, es müsste ihnen – bei der Belastung – eigentlich viel schlechter gehen. Sie wundern sich, warum es ihnen dennoch gut geht.

Auf der anderen Seite steht die Erfahrung, dass Stress, Angst und Depression Gesundheits- und Immunitätskiller sind. Freude, Zuversicht, Dankbarkeit hingegen sind immunstimulierend. Aus dem Familienalltag mit vielen Kindern kennen wir das alle, dass die Mutter hingebungsvoll ihre grippekranke Familie pflegt und sich ihre Grippe höchstens einmal im Urlaub gönnt ... Diese Erfahrungen sind alltäglich. Auch auf der Infektionsstation im Krankenhaus holen sich nur die Neueinsteiger

– junge Ärzte, Krankenschwestern – ihre „Einstandsinfektion“ – trotz Mundschutz und Gummihandschuhen. Wenn dann die Ängstlichkeit überwunden ist und die Erfahrung mehr Sicherheit gibt, ist auch die Gesundheit wieder stabil.

In letzter Zeit gibt es auch interessante Arbeiten zur emotionalen Intelligenz. Man hat in der heutigen Lern- und Intelligenzforschung etwas herausgefunden, was man ebenfalls aus der Lebenserfahrung heraus schon lange und gut kennt.

Dazu ein Beispiel: Wenn man verliebt ist, hat man überhaupt keine Mühe, sich ganz schnell eine Telefonnummer zu merken. Wohingegen wenn man nicht verliebt ist und jemand sagt einem die Telefonnummer, hat man sie unter Umständen doch recht schnell vergessen, obwohl der andere einem eine Eselsbrücke gebaut hat und gesagt hat: „Das ist ganz einfach, es fängt mit acht an und hört mit sechs auf, in der Mitte sind noch drei Vierer und eine Zwei, das kannst du dir ganz gut merken.“ Wo Emotionen im Spiel sind, wo man mit Liebe und Freude oder eben mit einer angenehmen Empfindung etwas verbindet – oder auch mit einer sehr unangenehmen –, sind bestimmte Erinnerungen unauslöschlich. Wenn es ein sehr unangenehmes oder traumatisches Erlebnis war, muss man vielleicht sogar eine Therapie machen, um es vergessen bzw. verarbeiten zu können. Man schafft es unter Umständen nicht alleine. Da gibt es Zusammenhänge, und deswegen ist auch eine – und zwar die erfolgreichste – Form des Intelligenztrainings, dass man Anweisungen gibt, wie man bestimmte Dinge, die man sich merken möchte, mit ganz bestimmten Gefühlen oder auch Sinneseindrücken verbindet. Und wie entwickelt man solche Gefühle? Natürlich nur – und da kommt jetzt schon die Wahrheit ins Spiel – durch ehrliches Interesse und Aufmerksamkeit. Gefühle sind nämlich immer ehrlich. Wir können sie verdrängen und ihre Botschaft nicht hören, aber sie sind immer sehr real und können uns eigentlich nichts vormachen. Der Verstand versucht, die Gefühle zu interpretieren, abzubiegen, er redet uns alles Mögliche ein. Aber die Gefühle selbst sind authentisch, sie reden uns nichts ein, sie sind so, wie sie sind.

Deswegen ziehen wir auch die Gefühle sehr oft heran – auch unser Wahrheitsgefühl –, um fein abzuspüren, ob etwas, was uns begegnet ist, wirklich wahr ist, wie es auf uns wirkt, wie es unsere Stimmung beeinflusst.

Wie unser Wahrheitsleben in der Seele mit der Gesundheit zusammenhängt, ist ein ziemlich schwieriges und kompliziertes Themengebiet.

Formen des Wahrheitserlebens

Zunächst stellt sich die Frage: Wo erlebe ich Wahrheit, welche Formen der Wahrheit gibt es? Und da gibt es Gott sei Dank eine Ebene von Wahrheit, die über jeden Zweifel erhaben ist. Zum Beispiel: Ein Mensch sitzt auf einem Stuhl. Das ist einfach wahr. Es gibt eine Sphäre der Wahrheit, die unumstößlich ist. Das ist die Wahrheit, die an unsere Sinne im Raum, in der aktuellen Situation gebunden ist. Ist es gewesen oder ist es nicht gewesen? Wurde dieser Brief geschrieben und lag er vor bei der Sitzung? Lag er auf dem Tisch oder lag er nicht auf dem Tisch? Das lässt sich eindeutig mit Ja oder Nein beantworten.

Im physischen Leben gibt es Wahrheit, und es gibt auch nachprüfbaren Irrtum. Dann gibt es philosophische Systeme und Logiken, so wie den Bereich der Mathematik, in dem ebenso eine klare Wahrheitsfindung möglich ist, wenn man sich an die Gesetze des Denksystems hält. Darüber hinaus gibt es immer wieder große Menschen, zu denen auch Rudolf Steiner gehört, die Bücher darüber geschrieben haben, wie man sich über die logischen Systeme hinaus zu einem immer tieferen, vollmenschlichen umfassenden Wahrheitserleben entwickeln kann. Da wird die Wahrheitssuche zum Prozess. Denn wie will ich zum Beispiel einen Menschen erkennen, verstehen, der selbst in Entwicklung ist? Was ist hier wahr? Hier zeigt sich, dass die Suche nach Wahrheit eine zentrale Triebfeder der Entwicklung ist.

In seinem Buch *„Wie erlangt man Erkenntnisse der höheren Welten?"* führt Steiner aus, dass man sich zur Wahrhaftigkeit am allerbesten im Alltagsleben erziehen kann. Denn hier ist die Möglichkeit der Kontrolle durch die Sinneserfahrungen und Tatsachen gegeben. Sobald man die Augen zumacht und sich nur in seine Innenräume begibt, sind bereits Illusionen, Wünschen, Schönfärbereien Tür und Tor geöffnet. Bevor man anfängt, seine inneren Erlebnisse auf ihren Wahrheitsbezug hin zu beobachten, sollte man eine gewisse Erziehung zur Wahrhaftigkeit im täglichen Leben durchgemacht haben, damit sich das Maß von innerer Haltlosigkeit und Neigung, Dinge zu drehen und zu wenden, nicht verstärkt und potenziert. Die beste Korrektur findet in der äußeren, sinnlich-physischen Umgebung statt. Auch erleben wir im Alltag das Zerstörerische der Lüge am quälendsten. Wenn man sich im Großen irrt oder sich an irgendwas nicht so genau erinnert, dann ist das viel eher verzeihlich und nachvollziehbar, als wenn man ganz bewusst im Leben Tatsachen vortäuscht, die nicht stimmen. Deswegen ist Wahrheit nicht nur ein Ideal für das Erkenntnisleben, sondern insbesondere für das tägliche, praktische äußere Leben – nämlich jeden Tag von morgens bis abends zu üben, Wahrhaftigkeit zu leben, gerade auch in den kleinen Dingen des Lebens.

Manch einer wird sich wundern, warum ich unter dem Stichwort Wahrheit die Mathematik nicht gleich an erster Stelle genannt habe und die Formen philosophischer Logik. Es ist schon so: Für unser Denken ist die Wahrheit primär hier zu Hause. Über mathematische Regeln und Gesetze gibt es keine Diskussionen – sie stimmen.

Es gibt Wissenschaftler, die sagen: „Es gibt nur so viel Wahrheit in der Wissenschaft, als Mathematik in dieser Wissenschaft ist.“ Alles andere sei wachsweich, sei mehr oder weniger Glaubenssache. Aber auf klare Berechnungen, klare Zahlen könne man sich verlassen. Deshalb sind auch gewisse Regeln in der naturwissenschaftlichen Forschung verständlich, die festlegen, ohne Zahlen, ohne Statistik keine Ergebnisse gelten zu lassen. Die damit verbundene Sicherheit rührt von unserem Denken her.

Das Denken vermittelt uns alles Gesetzeshafte in der Natur. Dass 2 + 2 = 4 ist, kann man zwar an Äpfeln verdeutlichen. Entscheidend für die Absolutheit dieser Wahrheit ist jedoch die innere, rein gedankliche Kunst des Beweisens. Was man nicht beweisen kann, sind nur die existentiellen Grundgegebenheiten, die Axiome, die vorgegebenen Tatsachen, über die es keinen Zweifel gibt, weil sie jeder voraussetzt bzw. einsieht. Alles andere aber sind klare, abgeleitete in sich stimmige Beweise, Nachweise oder eben schlicht Gesetze, deren Funktionen experimentell nachprüfbar sind. Unser Denken ist Vermittler dieser unumstößlichen, gesetzeshaften, feststehenden Wahrheiten, weil es selber die Gesetze formuliert, denkt, interpretiert, feststellt – Gesetze, die man aussprechen oder in Büchern nachlesen kann.

Vermächtnis

Kein Wesen kann zu Nichts zerfallen!
Das Ew'ge regt sich fort in allen,
Am Sein erhalte dich beglückt!
Das Sein ist ewig; denn Gesetze
Bewahren die lebend'gen Schätze,
Aus welchen sich das All geschmückt.

Das Wahre war schon längst gefunden,
Hat edle Geisterschaft verbunden,
Das alte Wahre, faß es an!
Verdank es, Erdensohn, dem Weisen,
Der ihr die Sonne zu umkreisen
Und dem Geschwister wies die Bahn.

Sofort nun wende dich nach innen,
Das Zentrum findest du da drinnen,
Woran kein Edler zweifeln mag.
Wirst keine Regel da vermissen:
Denn das selbständige Gewissen
Ist Sonne deinem Sittentag.

Den Sinnen hast du dann zu trauen,
Kein Falsches lassen sie dich schauen,
Wenn dein Verstand dich wach erhält.
Mit frischem Blick bemerke freudig,
Und wandle sicher wie geschmeidig
Durch Auen reichbegabter Welt.

Genieße mäßig Füll' und Segen,
Vernunft sei überall zugegen,
Wo Leben sich des Lebens freut.
Dann ist Vergangenheit beständig,
Das Künftige voraus lebendig,
Der Augenblick ist Ewigkeit.

Und war es endlich dir gelungen,
Und bist du vom Gefühl durchdrungen:
Was fruchtbar ist, allein ist wahr,
Du prüfst das allgemeine Walten,
Es wird nach seiner Weise schalten,
Geselle dich zur kleinsten Schar.

Und wie von alters her im stillen
Ein Liebewerk nach eignem Willen
Der Philosoph, der Dichter schuf,
So wirst du schönste Gunst erzielen:
Denn edlen Seelen vorzufühlen
Ist wünschenswertester Beruf.

[aus: Goethe Werke, Band 1, Hamburger Ausgabe]

In der Mathematik ist die Wahrheit kein Ideal, sondern Realität. Auch wenn ich etwas Äußeres nachprüfe – vor mir stehen rote Blumen –, ist das kein Ideal, sondern diese Wahrheit ist sinnlich gegebene Realität. Anders ist es, wenn ich mich unterhalte mit jemandem und mich hinterher frage, worüber wir eigentlich gesprochen haben, was eigentlich gemeint war. Hier ist Wahrheit Ideal für die Entwicklung zu immer tieferem Verstehen.

Ein Beispiel: Man sitzt in einer Besprechung und redet über irgendetwas Heikles. Da wird dann vorsichtig laviert und entweder etwas durch die Blume gesagt oder ein Sitzungsteilnehmer hat eine Information, die er verschweigt. Oder er wartet erst einmal, was die anderen sagen, wie so die Stimmung ist. Plötzlich taucht etwas auf – nur in einer Miene oder mit einem kleinen Einwurf – und wenn man nicht sofort nachhakt, ist es schon wieder abgetaucht. Nach so einer Sitzung fragt man sich dann: Was wurde denn heute **nicht** gesagt, war das vielleicht das Wesentliche? Was wurde von wem **wie** gesagt? Liegt vielleicht in diesem **Wie** die Wahrheit, um die es ging, und gar nicht in dem Was? Warum hat der eine Teilnehmer das am Anfang gesagt und nicht am Ende? Oder am Ende und nicht am Anfang? Was wollte er denn eigentlich? Und da befinden wir uns mitten drin in einem Bereich, in dem die Wahrheit zwischen uns Menschen nur noch als Ideal existiert und nur aspektweise oder schichtweise zu erschließen ist. Oft merkt man erst nach Jahren, was damals eigentlich geschah. Oder man hat mit zwanzig begeistert ein Buch gelesen, mit vierzig nimmt man es noch einmal zur Hand und glaubt, erst jetzt zu verstehen, was darin steht. Deswegen hat man es trotzdem mit zwanzig begeistert gelesen und auch den Freunden davon erzählt.

Verantwortung gegenüber der Wahrheit

Mit dieser seelischen, entwicklungsabhängigen Wahrheitsfindung hängt aber noch etwas anderes zusammen. Ich nenne es ein gewisses Gefühl für Verantwortlichkeit, ein Verantwortungsgefühl der Wahrheit gegenüber. Dieses Verantwortungsgefühl der Wahrheit gegenüber taucht im Lauf der Jugendentwicklung ungefähr im Alter von 15, 16, 17 Jahren auf. Jacques Lusseyran beschreibt es archetypisch in seiner Autobiographie *„Das wiedergefundene Licht"*. Er erzählt uns, wie er im Alter von 16 Jahren mit seinem Freund verabredet, dass sie sich ab sofort nur noch die Wahrheit sagen wollen. Das Ergebnis dieser Verabredung ist – Schweigen. Stundenlang gehen die Freunde ihre alten Wege an der Seine entlang, wo es früher hoch herging mit heißen Diskussionen, und sie lächeln sich nur hin und wieder scheu zu, mit Blicken fragend, ob die Verabredung noch gilt, und mit dem neu erwachten Verantwortungsgefühl der Wahrheit gegenüber im Herzen. Ohne ein solches Schweigemoment – wir nennen das heute auch das Zuhören oder das Nachlauschen – ist seelische Wahrheitsfindung gar nicht möglich. Ich erlebe das auch, wenn ich zum Beispiel das Manuskript eines Vortrages in ein lesbares Büchlein umwandeln muss. Da bin ich für jede redaktionelle Vorarbeit dankbar. Es ist schlimm, die reine Tonbandabschrift eines Vortrages hinterher zu lesen. Man fragt sich, ob man das wirklich gesagt hat. Man merkt dann, dass dieses oder jenes Gesagte ganz missverständlich klingt, und versucht, es jetzt besser auszudrücken. Dennoch darf man den Inhalt nicht verändern, denn der Leser möchte ja nachher den Vortrag nachlesen, den er gehört hat. Andererseits geht es doch auch darum, was man wirklich hatte sagen wollen – und das gelingt nicht immer beim ersten Versuch.

Deswegen lassen wir Briefe, die wichtig sind, auch gerne drei Nächte liegen und lesen sie immer noch einmal durch. Oft werfen wir sie schon am nächsten Morgen in den Papierkorb und beschließen, den Brief gar nicht abzuschicken. Das ist – nebenbei gesagt – eine sehr gute Regel! Wenn man sich dann aber doch entschließt, weil der alte Zorn wieder hochkommt – „Das muss gesagt werden!" –, ist man vielleicht doch geneigt, den Text etwas moderater zu formulieren und die Angriffsflächen, mit denen man sich selbst durch Emotionen auch ins Unrecht setzt, zu minimieren.

Wir nehmen teil einerseits am Entwicklungsstand eines Menschen, an seinem Grad von Selbstverantwortung gegenüber der Wahrheit. Der deutsche Aufklärer und Dichter Gotthold Ephraim Lessing sagte, wenn Gott ihn fragen würde, was ihm lieber sei – immer und überall Zugang zur Wahrheit zu haben oder selber die Wahrheit suchen zu müssen –, dann würde er Gott bitten, ihn selber suchen zu lassen, selbst auf die Gefahr hin, dass er sich immer irren würde. Und dann setzt Lessing hinzu: *„Denn die volle Wahrheit ist ja doch nur für dich allein."* Das heißt, ehe der Mensch nicht Gott von Angesicht zu Angesicht schauen kann, wird er irren. Das heißt aber auch, dass Gott – der die Wahrheit kennt bzw. selber ist – immer etwas anwesend ist, wenn wir die Wahrheit suchen.

Da wird Wahrheit zu einem Entwicklungsgeschehen, an dem wir uns gegenseitig teilnehmen lassen, ein zentraler Leitstern menschlicher Kultur. Es gibt viele Ehen, in denen eine wirklich wahre Aussprache wie ein Heilmittel gewirkt hat. Bei einer solchen Aussprache besteht zwar die Gefahr, dass es auseinander gehen kann, weil man sich vielleicht versprochen hatte, man werde nie einen anderen lieben, und dann ist es doch passiert. So hat man es jahrelang verheimlicht, den anderen jahrelang belogen. Man hat sich dann eingeredet, es sei viel besser für ihn/sie, weil er/sie die Wahrheit nicht verarbeiten könne, und schließlich möchte man den Partner doch nicht verlieren, denn man hat ihn ja lieb. Man hat sich viele Gründe eingeredet, warum man es nicht sagen kann. Wenn man sich dann doch entschließt, es zu sagen – bevor es der Partner entdeckt –, ist das natürlich ideal. Denn es ist immer schade, wenn man – in solcher Situation – erst die Wahrheit sagt, nachdem der andere sie selbst herausgefunden hat. Es ist viel besser, wenn man diesen Mut eines Tages aufbringt – vielleicht im Urlaub, ohne Stress, wenn man auch Ruhe zum Reden hat, selbst auf die Gefahr hin, dass der andere dann abreist.

Dieses Risiko besteht, aber es besteht auch die Chance, dass ein völlig neues Leben anfängt, ein Leben in Wahrheit, in dem dieser Leitstern über der Beziehung aufgeht und wichtiger ist als ein Treueversprechen, was im Grunde so doch gar nicht gegeben und gehalten werden kann, weil man das Schicksal eines anderen Menschen nicht voraussehen kann. Man kann sich eigentlich nur versprechen, nach Wahrheit, nach Treue zu streben, den anderen zu lieben, so wie er ist, und nicht so, wie man ihn sich vorstellt und haben möchte. Man kann versprechen, ehrlich zu sein und mit dem anderen zu reden, wenn sich etwas Einschneidendes, Neues ereignet. Das kann man versprechen, und dann kann man das Problem gemeinsam bearbeiten und viel lernen. Es findet Entwicklung für alle Beteiligten statt.

Der eine oder andere mag jetzt denken, das sei Idealismus, das Leben sei doch ganz anders. Das mag sein. Für mich ist es jedenfalls aus vielfältiger Lebens- und Beratungserfahrung ein heilsamer Weg: Wahrheit kann verletzen, sie kann aber auch heilen, sie ist wie ein guter Chirurg. Da gibt es zwar einen Schnitt – wenn die Wahrheit aber aus Liebe zum anderen gesagt wird, so erfolgt danach auch Heilung, dann gibt es Strategien, wie man diesen Schnitt durch gegenseitiges Verstehen gut versorgt. Es gibt eine Qualität in der Beziehung, bei der Wahrheit und Liebe identisch werden. Hier kann man sagen, Liebe ist eigentlich eine Ausdrucksform der Wahrheit, und Wahrheit wird zu einer

Ausdrucksform der Liebe – und das ist dann der Fall, wenn man sich versteht, wenn man wirklich darum ringt, den anderen zu verstehen.

Wenn jemand sagt: „Ich bin von dir so enttäuscht" – was liegt dann vor? Man ist doch nur da enttäuscht, wo man **sich getäuscht** hat, das heißt, wenn man den anderen im Grunde weder gekannt noch wirklich verstanden hat. Jede Enttäuschung ist doch geradezu der Beweis dafür, dass man noch nicht verstanden hat. Das aber sollte man dann dem anderen nicht zum Vorwurf machen. Vielmehr kann Enttäuschung zum Anreiz werden, Verständnisarbeit folgen zu lassen. Je besser man sich kennt und versteht, desto weniger wird man enttäuscht. Es ist sehr schön, wenn in einer Beziehung gesagt wird: „Du kannst mich nicht mehr enttäuschen. Ich nehme dich und mag dich, so wie du bist. So wie ich mir verzeihe, wenn etwas schief geht, mache ich es auch mit dir." Erst dann sind „Ich" und „Du" einander wirklich nah.

Damit komme ich jetzt zu einem weiteren Niveau, auf dem Wahrheit sich abspielt. Das ist einerseits etwas ganz Schlichtes, zugleich aber auch etwas sehr Besonderes: Wir kommen an den Punkt, an dem die Entwicklung bis zu einem gewissen Grade aufhört. Wir kommen an den Punkt, an dem wir sagen können: Dieser Mensch **ist** ehrlich bzw. wahrhaftig. Was meinen wir, wenn wir das von einem anderen Menschen sagen? Wir meinen damit eine Charaktereigenschaft, eine Wesenseigentümlichkeit: Der arbeitet daran, immer wahrhaftig, immer ehrlich zu **sein**. Das ist sein Wille, und selbst wenn er einmal etwas Falsches sagt, kann ich ganz sicher sein, dass er sich sofort korrigieren wird; er wird nichts beschönigen, ja er wird dankbar sein, wenn er das Richtige erfährt. Denn er **ist** so.

Wir kommen in diese Schicht des Wahrheitserlebens, die wir auch aus dem Neuen Testament kennen, wenn Christus von sich sagt: *„Ich bin die Wahrheit“*. Das ist bei ihm eine Wesenseigenschaft. Und er sagt zu uns Menschen: *„Ihr werdet die Wahrheit erkennen, und die Wahrheit wird euch frei machen.“* – So werden wir sein, das ist unser Weg. Und Christus ist es schon. Wir kommen hier an einen ganz heiklen Punkt. Heute wird so viel geredet vom Wertewandel, von Idealen, die sich verbraucht haben. Ideale können sich doch gar nicht verbrauchen. Das ist ein Irrtum. Was sich verbrauchen kann, sind bestimmte Theorien über Ideale, die ändern sich von Jahrzehnt zu Jahrzehnt, die ändern sich auch in der eigenen Biographie. Meine heutige Sehnsucht nach Wahrheit ist etwas völlig anderes als das, was ich als Kind oder als Pubertierende erlebt habe.

Was ist denn ein Ideal? Ein Ideal ist etwas, womit ich mich identifiziere. Das heißt, ich bin es letztlich selbst. Und so wenig, wie ich mich selbst abschaffen und verbrauchen kann, so wenig kann ich auch mein Leitbild verbrauchen. Im Gegenteil, je länger ich mit einem Ideal lebe und arbeite, umso mehr verwirklicht es sich und umso mehr werde ich es selbst. Ideale sind ganz eigentümliche Gedanken, nämlich solche, die erst dann für mich wahr werden, wenn ich sie tue, wenn sie in meine reale Existenz übergehen.

Dann wird die Wahrheit auch wieder etwas, was absoluten Charakter bekommt, sie wird Wesenseigenschaft: Der eine ist ein bisschen ehrlich, ein anderer ist es schon etwas mehr; da gibt es graduelle Unterschiede, aber man **ist** es in gewissen Grenzen – unumstößlich. Das ändert sich nicht mehr.

Wir Menschen haben vier Erfahrungsebenen, auf denen wir der Wahrheit begegnen:

- die äußere gegenständliche, hier ist die Wahrheit kontrollierbar;
- die innere gedankliche, hier ist die Wahrheit mathematisch beweisbar, kommunizierbar;
- eine dritte seelische Entwicklungsebene, hier ist die Wahrheit ein Weg mit viel Stress und Irrtum, Höhen und Tiefen;
- und die vierte Ebene, wo Wahrheit Wesenseigenschaft wird.

Es gehört zur Würde des Menschen, dass er wahrhaftig ist; ich setze voraus, dass es einer ehrlich meint, wenn er Mensch ist.

Wahrheit und Gesundheit

Was ist nun Gesundheit? Gesundheit spielt sich auch auf diesen vier Ebenen ab. Körperliche Gesundheit kann man durch Röntgen, durch Computertomographie, durch Magnetresonanz, durch Laboruntersuchungen feststellen – man bekommt kontrollierbare Befunde über den aktuellen Gesundheitszustand. Man kann dann bestimmte Re-

geln aufstellen, bestimmte Normwerte, Richtwerte usw. Es gibt äußere Zeichen, Symptome, die für Gesundheit sprechen.
Dann gibt es eine physiologische Ebene, auf der wir Gesundheit beschreiben. Wir sagen, Gesundheit ist ein offenes System, das sind Regelkreise, Lebensvorgänge, und wirklich gesund ist der Mensch nur, wenn alle Funktionen optimal zusammenstimmen. Man kann die gesamte Pathologie und Therapie beschreiben, und so wird es auch in Büchern dargestellt. Bei Stoffwechseldefekten sprechen wir zum Beispiel vom „Inborn Error of Metabolism", wir sagen, beim Stoffwechsel liegt ein eingeborener, vielleicht genetisch programmierter Irrtum vor. Gesundheit bedeutet also, dass alles zusammenstimmt – Krankheit bedeutet, dass die Dinge nicht mehr zusammenstimmen, dass die Regelkreise nicht mehr aufeinander abgestimmt sind, dass etwas aus dem Ruder läuft, ersetzt, korrigiert werden muss.

Dann kommt die seelische Ebene: Zum Beispiel kann ein Mensch körperlich krank sein, sich aber seelisch ganz gesund fühlen. Es gibt die schöne Geschichte von dem Dichter Christian Morgenstern, der schwerst tuberkulosekrank war. Da schrieb ihm eine begeisterte junge Leserin seiner

Gedichte und Werke einen mitleidsvollen Brief, wie Leid es ihr tue, dass er so leiden müsse. Und Christian Morgenstern antwortet ihr – ich weiß nicht, ob er diktiert oder selbst noch geschrieben hat, jedenfalls es existiert dieser Brief –, dass sie sich gar keine Sorgen um ihn machen solle, er fühle sich ganz gesund. Das ist etwas Wunderbares: Wir Menschen können das Körperliche und Seelische bis zu einem gewissen Grad voneinander trennen, es gibt eine seelische Gesundheit, die auch noch bis kurz vor dem Tod intakt ist. Und eben diese seelische Gesundheit ist enorm immunstimulierend und hält den Körper, solange es irgend geht, am Leben. Wenn diese seelische Stabilität aber einen Knacks bekommt, durch einen Schock, durch schwere Lebenserfahrungen, dann kann die körperliche Gesundheit – bei gegebenen Umständen – ganz plötzlich im Verlauf von Tagen oder Wochen zusammenbrechen. Motivation, Freude, Zuversicht, Dankbarkeit sind gesundheitsfördernde Seeleneigenschaften. Man kann sie durch meditative Übungen unterstützen. Religiöse Menschen erlangen die Qualität der inneren Ruhe und Freude auf dem Gebetsweg. Es gibt ganz verschiedene Techniken. Aber man kann lernen, seine Seele bis zu einem gewissen Grade von den körperlichen Zuständen zu emanzipieren.

Und dann gibt es noch die geistige Gesundheit, von der Novalis sagte, als er sich in einem seiner Gedichte an Christus wendet: *„Du bist der Tod und machst uns erst gesund."* Novalis sagt also, wirklich gesund – geistig gesund – sind wir erst, wenn wir den Leib ablegen und nicht mehr verhüllt sind durch den Körper mit seiner Vergänglichkeit. Wenn wir als Wesen unverhüllt und rein dastehen, so wie wir sind, so wie wir bis jetzt geworden sind, und so anderen geistigen Wesen gegenübertreten. Das heißt, im Tode hört das Entwickeln, das Werden auf, und man betritt den Boden der Ewigkeit – so, wie man bis dahin geworden ist, ist man dann erst einmal. Das bezeichnet Novalis als die eigentlich geistige Gesundheit, die man erst durch den Tod voll erreicht. Sie ist stabil und kann nicht nachlassen.

Diese vier Gesundheitsebenen – die geistige, seelische, physiologische und messbar physische Gesundheit – haben wir ständig in uns in ihrem Zusammenwirken. Gesundheitsforschung ist – so verstanden – zugleich Wahrheitsforschung. Denn Gesundheit ist absolute Stimmigkeit, eine Seele fühlt sich dann gesund, wenn sie nichts von sich abspaltet, nichts verdrängt, sondern wenn alles in der Seele zueinander Beziehung hat. Wenn es keine geheimen Ecken gibt, an die man nicht rührt –

dann erst fühlt man sich gesund. Man erlebt sich wie in einem Organismus, wo alles irgendwo seinen Bezug, seine Stimmigkeit hat oder durch innere Arbeit bekommt. Diesen Gesundheitsbegriff haben wir als Realität im Körper, es muss eben zusammenstimmen. Und denselben Gesundheitsbegriff haben wir auch im Geistigen, denn alles, was bis dahin real und wahr sich entwickelt hat, das ist real und wahr. Von daher ist es eigentlich sehr nahe liegend zu sagen: Wahrheitssuche ist eigentlich nur die andere Seite von Gesundheitssuche, beides ist komplementär, es entspricht sich, es sind wie zwei Seiten ein und derselben Sache.
Hegel hat in seiner Philosophie gesagt, dass der Mensch – da war er ganz Idealist, so wie Fichte und Schelling auch – vom Geistigen aus den Körper beherrscht und dass die körperlichen Prozesse eigentlich immer modifiziert und geändert werden können durch die Art und Weise, wie man denkt, fühlt und handelt – dementsprechend ändert sich die Chemie des Körpers.
Marx hat Hegel's Philosophie sozusagen umgedreht, er hat das Umgekehrte gesagt: Das Sein bestimmt das Bewusstsein, die äußeren materiellen Verhältnisse regen uns zum Nachdenken an, daran bildet sich alles, erst kommt das Sein, dann kommt das Bewusstsein.

Seitdem pendelt das in der Auffassung der Menschen immer wieder hin und her, und wir haben eine ähnliche Figur, wie wir sie auch aus der Vererbungsforschung kennen: Die ersten Vererbungstheoretiker haben gesagt, der menschliche Charakter werde ausschließlich durch die Gene, durch das Erbgut bestimmt. Dann kamen die Milieu-Theoretiker und haben die gegenteilige Auffassung vertreten. Unabhängig vom Erbgut könne man in Hülle und Fülle nachweisen, dass die Art des Milieus, der Erziehung, der Lernprozesse den Charakter eines Menschen bestimme. Aristoteles war da schon etwas weiser, er hat von vorne herein in seinen Ethiken gesagt, der menschliche Charakter formt sich durch Veranlagung **und** Erziehung. Er hat natürlich noch nicht unseren differenzierten Vererbungsbegriff gehabt. Vielmehr sprach er von Veranlagung.

Heute sind wir weiter. Heute wissen wir, dass es noch einen dritten Faktor gibt, der gegenwärtig immer mehr erforscht wird. Robert Plomin und Judie Dunn haben in ihrem Buch *„Warum Geschwister so verschieden sind"* – es wurde vor einigen Jahren übersetzt aus dem Amerikanischen – diesen Gesichtspunkt ganz breit in die populäre Diskussion gebracht: Es gibt etwas, was stärker ist als Vererbung und Milieu. Die beiden haben rein statistisch herausgefunden, dass es noch etwas Drittes geben muss, weil Geschwister ein so ähnliches Erbgut und so ähnliche Milieu-Faktoren haben, dass sie sich eigentlich viel, viel ähnlicher sein müssten. Oft sind sie aber verschiedener als wildfremde Menschen. Das kann man weder durch die Vererbung noch durch die Milieu-Theorie erklären. Man kann aber etwas anderes empirisch belegen: Große Umfragen haben gezeigt, dass ein und derselbe Mensch, zum Beispiel die Mutter oder der Vater, ganz verschieden auf die Kinder wirkt. Plomin und Dunn haben den Faktor Beziehung gleichwertig als Drittes hinzugenommen. Vererbung und Milieu sind natürlich das Ausgangsmaterial, die Disposition, aber was damit gemacht wird, wie ein Mensch es biographisch gestaltet, wie er sich charakterlich dadurch entwickelt, das erfährt seine stärksten Einflüsse dadurch, wie sein Beziehungsleben ist: gut, schlecht, liebevoll, hasserfüllt, gleichgültig.

Im Grunde kann das jeder bei sich nachprüfen. Was hat meine charakterliche Entwicklung am stärksten beeinflusst? Es waren bestimmte Begegnungen: Für mich war zum Beispiel als 14-/15-Jährige die Begegnung mit dem Werk von Richard

Wagner sehr entscheidend – Ring des Nibelungen, Lohengrin, Parzival, das fand ich ganz umwerfend, weil es da so viel Entwicklungsdramatik gab, und das interessierte mich. Ich hatte einen Freund, dessen Mutter war Schauspielerin, und er besorgte mir Gratiskarten. Als ich jedoch damals sagte, ich möchte gerne diese Opern sehen, da hat er gesagt: „Um Gottes Willen, tu' mir das nicht an. Weißt du, was das heißt, fünf Stunden dasitzen?" In die erste Oper ist er aus Freundschaft mitgegangen, für alle weiteren hat er mir die Karten nur noch in die Hand gedrückt, und ich konnte alleine hingehen. Für mich war in der Begegnung mit Wagner und seinem Werk die Nahrung für meine Entwicklung. In seinem Umkreis habe ich Menschen getroffen, mit denen ich endlos darüber reden konnte. Für meinen Freund aber war das eine Un-Begegnung. Er hat eine ganz andere Entwicklung genommen, an anderen Dingen das entdeckt, was ich bei Wagner gefunden habe.
Erlebnisse dieser Art kennt jeder, und auch hier gilt: Wahrheit braucht die Begegnung, Wahrheit entwickelt sich als Charaktereigenschaft nur im Sozialen. In den Begegnungen empfange ich die Impulse zur Wahrhaftigkeit. Insofern ist das entscheidende Schlüsselmoment, welches Wahrhaftigkeit und Gesundheit aufeinander abstimmt, die

Qualität der menschlichen Beziehungen. Diese Qualität entscheidet heute über Gesundheit und Krankheit da, wo man darüber entscheiden kann. Es gibt natürlich Krankheiten, die bringt man sich schon mit ins Leben als Veranlagung. Daran kann dann auch die beste Beziehung nichts ändern. Sie kann nur helfen, mit diesem Leiden besser zu leben. Aber es gibt Krankheiten, die man im Laufe des Lebens bekommt, die vermeidbar sind oder die – wenn man in andere Kreise und andere Beziehungen kommt – plötzlich wie von selbst verschwinden.

Denken – Wachstumskraft – Regenerationstätigkeit

Zuletzt noch ein Forschungsergebnis Steiner's. Er schreibt: *„Es ist von der allergrößten Bedeutung zu wissen, dass die gewöhnlichen Denkkräfte des Menschen die verfeinerten Gestaltungs- und Wachstumskräfte sind."*

Das heißt, diese geheimnisvolle Aktivität, die wir aufbringen, wenn wir denken, ist identisch mit der Lebenstätigkeit. – So die Arbeitshypothese. Wie können wir das verstehen, nachvollziehen? Es ist nicht möglich, dieses Forschungsergebnis – das so lange Arbeitshypothese bleibt, bis wir es selbst nachvollzogen haben – jetzt weiter zu erläutern. Ich möchte jedoch einige Hinweise geben, die zu einem Verständnis beitragen können. Zunächst ist es interessant, die vitalen Funktionen des Körpers mit denen der Gedankentätigkeit zu vergleichen. Zum Beispiel arbeitet das Verdauungssystem analytisch. Alle Nahrungsstoffe werden durch enzymatische Spaltung, durch hydrolytische Spaltung zerlegt in kleinste Bausteine. Im weiteren wird dann die körpereigene Substanz aufgebaut auf verschiedensten Synthesewegen. Entsprechend arbeitet das Denken: analytisch – kritisch bis hin zur Destruktivität. Und synthetisch – konstruktiv und schöpferisch. Wir können Gedankenkomplexe, Probleme analysieren und bearbeiten. Wir können auch Gedanken reproduzieren, so wie sich der Körper regeneriert und seine Strukturen reproduziert. Wir können auch schwanger gehen mit bestimmten Ideen und sagen: „Darüber will ich noch nicht reden, das ist noch nicht reif." Wir lassen bestimmte Gedanken reifen, so wie ein Kind im Mutterleib reift.

Es ist bekannt, dass der Mensch in den ersten sechs Lebenswochen morphologisch ein Zwitter ist – beiderlei Geschlechtsorgane werden angelegt.

Dann erst bildet sich – je nach Chromosomensatz – das jeweils andere Geschlecht zurück. Die Bildemöglichkeit, das heißt die Bildekräfte des Körpers, die dem Denken und dem Wachstum zugrunde liegen, werden im männlichen und weiblichen Organismus entsprechend unterschiedlich für das Denken und die Reifung der Geschlechtsorgane aufgewendet.

So kommt es dann zu den bekannten körperlichen Unterschieden, aber auch zu den noch wenig bekannten Unterschieden in der Funktionsdynamik des Denkens. Denn die Wachstums- und Reproduktionstätigkeit des männlichen Geschlechtes ist bei der Frau zwar physisch ausgeschaltet, geistig in Form der Gedankendynamik und -funktion jedoch umso mehr wirksam – und umgekehrt. Selbstverständlich kann die Frau auch bis zu einem gewissen Grad das männliche Denken lernen und umgekehrt.
Dennoch wird man weit gehen müssen, um einen berühmten weiblichen Philosophen zu finden. Denn philosophische Systeme zu entwickeln und ein Leben lang daran zu bauen, ist eine typisch männliche Vorliebe. Alle großen Philosophen durch sämtliche Jahrhunderte waren Männer, weil nur sie ein weibliches – ! – Denken haben. Für

Frauen ist es nicht ein Herzensbedürfnis, ein Leben lang an einem philosophischen System zu arbeiten. Sie sind sprunghafter in ihrem Denken, beweglicher. Sie lieben es auch, dass es manchmal ein bisschen irrational und spontan zugeht.
Ein Beispiel: Der Mann hat sich wirklich Zeit genommen, man hat am Abend bis in die Nacht in aller Ruhe ein Problem wirklich durchgesprochen, und am Ende waren sich beide einig. Ein, zwei Tage später sagt die Frau: „Du hör' mal, ich hab' mir das noch einmal überlegt, ich sehe es jetzt doch noch etwas anders. Wann können wir darüber reden?" Das ist typisch. Man erlebt hier die männliche Potenz – aber in Form der Funktionsdynamik des Denkens: anregend, spontan, insistent. Im Gegensatz dazu die weibliche Potenz in Gedankenform: auf Kontinuität, Reifung, Raum geben veranlagt. So ist es auch typisch, dass Männer mit einem Einkaufszettel Shopping gehen, wohingegen Frauen in der Regel „schon wissen", was sie brauchen. Oft kommen sie dann mit mehr oder anderem zurück, als dem, was ursprünglich gedacht war ...
Wer mit der Tatsache arbeitet, dass wir mit den Gesundheitstätigkeiten unseres Körpers denken, und versteht, dass die Denktätigkeit die vom Körper abstrahierte, losgelöste Wachstums- und

Regenerationstätigkeit ist, der kann ganz anders nachvollziehen, wenn die neue moderne psycho-neuro-immunologische Forschung sagt, dass Motivation, Idealismus, echte Religiosität immunstimulierend wirken. Wer zum Beispiel das Ideal der Wahrheit hat, entwickelt ein Seelenleben, in dem immer mehr Ordnung einkehrt, in dem vieles zusammenstimmt. Dies aber entspricht der Funktionsweise des gesunden Organismus: gut aufeinander abgestimmte Wechselbezüge, Integration, Verhinderung, dass sich etwas isoliert, abschnürt, auflöst.

Jede Nacht regeneriert sich unser Körper. Warum? Weil das Denken aufhört. Und wohin geht das Denken, das wir bei Tage aus der Wachstums- und Regenerationstätigkeit des Körpers „herausgezogen" haben? Es taucht wieder in die Lebenstätigkeit des Körpers unter. Nachts schalten wir das Denken aus, damit auch dieser Teil der Regenerations- und Heilkräfte, die wir am Tage zum Denken benützen und dem Körper entziehen, in ungeteilter Kraft vor allem das Nervensystem, aber auch andere Organe, wieder aufbauen können. Das heißt, am Tage ist unser ätherischer Organismus, dieses System unserer Wachstums- und Regenerationskräfte, aufgeteilt in Lebens- und Denkprozesse.

Es gab Tierversuche – leider sehr grausame –, bei denen man Hunde unter Schlafentzug gehalten hat. Man hat die Hunde dann getötet und untersucht, welche Organe wie geschädigt wurden durch den Schlafmangel. Dabei hat man festgestellt, dass nur das Nervensystem Schaden genommen hat, alle anderen Organe haben kaum Schäden durch den Schlafentzug davongetragen.

Das Nervensystem ist aber gerade das System, das keine Zellmauserung bzw. -neubildung kennt. Jede Zelle, die hier kaputt geht, bleibt kaputt – hier ist am allermeisten Wachstumskraft frei für das Denken. So ermüdet dieses System auch durch die Gedankentätigkeit am stärksten und braucht deswegen den Schlaf am allermeisten, um sich zu regenerieren. Auf der Grundlage dieser Arbeitshypothese kann man auch ahnen, warum gute Gedanken anderen Menschen helfen können.

Gute Gedanken sind wie Kräfte, die wir anderen zukommen lassen. Aus dem Körper können wir unsere Lebenskräfte nicht abpacken und jemandem schicken. Dort brauchen wir sie selbst. Aber es gibt heilbegabte Menschen, die durch Handauflegen etwas von diesen integrierenden, stimmigen, heilenden Kräften abgeben können. Wer das schon einmal gemacht hat, weiß, dass diese Kraft – ohne Methoden, um sich geistig immer wieder zu erneuern –, eines Tages aufhört und dann das Heilen in Scharlatanerie übergehen kann. Die an den Körper gebundenen Heilkräfte werden im Lauf des Lebens immer weniger. Darum haben Gebet und Meditation, also ein inniges, liebevolles Leben in Gedanken und damit ein Verstärken dieser geistigen Gedankenkraft, eine heilsame Rückwirkung auf den Körper und sind für die zweite Lebenshälfte besonders nötig.

Zum Abschluss noch eine Bemerkung zur Lüge: Jede Unwahrhaftigkeit, jede noch so kleine Lüge bewirkt im Gedanken-Organismus eine Unstimmigkeit. Wenn ich mit dieser Unstimmigkeit in die Nacht gehe, teilt sie sich meiner Physiologie mit und ist eine leise Störung im Bereich der Regenerationstätigkeit. Das bedeutet nicht, dass alle Krankheiten von der Lüge kommen, sondern es bedeutet nur, dass Lüge immunschwächend ist. Sie macht uns nicht nur seelisch krank – eine Atmosphäre von Verlogenheit ist bedrückend und kränkend –, sondern sie macht uns auch körperlich schwächer, wohingegen eine energische Wahrheitsarbeit immer immunstimulierend und damit gesundend wirkt.

Beantwortung von Fragen

•••

Eine Frau macht eine längere Ausführung, die im Publikum nicht überall verstanden wird. Michaela Glöckler wiederholt das Gesagte:
Die Dame möchte dazu aufrufen, dass man sich nicht irritieren lässt, wenn im Umkreis eben viel Lüge, Halbwahrheit, Unwahrhaftigkeit auftritt. Man sollte nicht aufgeben, diese Quelle, aus der die Wahrheit kommt, am Fließen zu halten und daran zu arbeiten, dass die Lügenatmosphäre sich ordnen und verwandeln kann.

•••

Hat nicht jeder Mensch seine eigene Wahrheit? Muss er nicht Toleranz üben gegenüber den Wahrheiten anderer?

Es ist mein ganz starkes Erleben, dass jeder Mensch sich in seinem eigenen Wahrheitssystem befindet. Deswegen habe ich diese vier Schichten aufgezeigt. Gerade in der seelisch-persönlichen Schicht ist die Wahrheit ganz individuell. Sie betrifft die seelische Entwicklung, da ändern sich Wahrheiten auch im

Laufe des eigenen Lebens, da ändert sich unter Umständen auch das System. Von dieser Wahrheit sagt Christian Morgenstern in einem seiner Gedichte:

Die zur Wahrheit wandern,
wandern allein,
keiner kann dem andern
Wegbruder sein.

Eine Spanne gehn wir,
scheint es, im Chor ...
bis zuletzt sich, sehn wir,
jeder verlor.

Selbst der Liebste ringet
irgendwo fern;
doch wer's ganz vollbringet,
siegt sich zum Stern,

schafft, sein selbst Durchchrister,
Neugottesgrund –
und ihn grüßt Geschwister
Ewiger Bund.

Schön ist aber, dass man sich am Ende, wenn jeder auf seinem individuellen Weg zur Wahrheit gefunden hat, wieder trifft. Da sind wir dann auf der geistig-idealistischen Ebene. Wenn man mit Menschen zusammenlebt und -arbeitet, die die drei christlichen Ideale haben – Wahrheit für das Erkennen, Liebe für das Fühlen, Freiheit für das Handeln, diese drei Kern-Ideale –, dann ist man nicht allein, dann erlebt man zwar den individuellen Weg, an dem Ideal zu arbeiten, aber man erlebt immer auch das Leben und Stehen in einer gemeinsamen, orientierenden Wahrheit – man hat beides.

•••

Zur Frage des Treueversprechens in der Ehe:

Diese Treue „Bis dass der Tod euch scheidet" bezieht sich darauf, dass man zusammen bleibt in der Lebensgemeinsamkeit. Oft wird das nur gleichgesetzt mit sexueller Treue – „Du darfst nie einem anderen Menschen einen Kuss geben, nie einen anderen Menschen lieb haben – außer mir!" Und plötzlich gibt es doch jemanden, den man ganz unerwartet innig liebt, und man kommt in große innere Schwierigkeiten. Bezieht sich Treue nicht vor allem auf das Wesen des anderen, auf den Willen, mit ihm bis zum Tod das Leben gemeinsam zu führen – auch wenn er oder sie ein kompliziertes

Schicksal hat – und zueinander zu stehen? Nur wenn man ein Leben lang zusammen bleibt, lernt man alle Höhen und Tiefen des Lebens kennen und erwirbt ein reiches Schicksalsverständnis. Weglaufen ist leicht, da lernt man nicht weiter, man bestätigt in erster Linie sich selbst. Ich habe vielfach erlebt, dass Ehen nach einer Krise erst „krisenfest“ wurden. So großartig und ideal es ist, sexuell treu zu sein, so wohltuend ist es auch, wenn man Schicksalsbeziehungen des anderen bejahen lernt und ein Klima der Offenheit und Ehrlichkeit – was, wie weit, wie viel, wo, wann – auf allen Seiten aufgebaut, erzeugt wird. Dann findet für alle Entwicklung statt, wozu auch der gesunde und tragbare Verzicht gehört.

•••

Wie kann man den Durst nach Wahrheit wecken, wenn man es mit Menschen zu tun hat, die durch ein politisches System oder Lebensumstände von klein auf gelernt haben zu lügen, um zu überleben und gar nicht mehr merken, dass sie lügen, weil das Charaktereigenschaft geworden ist?

Es gibt zwei Mittel dafür; das eine Mittel ist, dass man Beobachtungsübungen macht, dass man lernt, genau zu beobachten. Zum Beispiel, indem man etwas anschaut und nachher aus dem Gedächtnis zeichnet, danach schaut man es wieder an, man vergleicht die Bilder – man macht das solange, bis das Bild mit der Wirklichkeit übereinstimmt. Man übt, sich an der Sinneswelt, an den realen Verhältnissen ganz getreulich zur Wahrhaftigkeit zu erziehen. Die andere Möglichkeit ist, Eurythmie zu üben. In der Eurythmie – das ist eine Bewegungskunst, aber auch eine Therapieform, eine Bewegungstherapie – übt man zu jedem Ton in der Musik und zu jedem Laut, jedem Buchstaben eine ganz bestimmte, klar definierte Bewegung zu machen. Zum Beispiel zum Buchstaben B gehört eine bestimmte Bewegung, zum Buchstaben A gehört eine andere Bewegung. Man kann diese Bewegungen ganz unterschiedlich machen. Warum erzieht das zu einem Wahrheitsgefühl? Wenn ich Eurythmie übe, darf ich nicht nur die Bewegung B machen, weil das ein B ist. Vielmehr sorgt der Eurythmist, der mit mir arbeitet, dafür, dass dieses B immer mehr der Ausdruck wird dessen, was ich beim B erlebe, was das B wirklich ist. Beispielsweise das B hat eben so etwas Beschützenden, Behausendes – ganz viele Worte mit B haben das. Ich fühle eurythmisch ein Wort, zum Beispiel „Behüten"; dann muss ich das Behüten so machen, dass ich

auch wirklich etwas behüte. Ich bringe mein inneres seelisches Erleben mit meinem äußeren Gebaren wieder in Einklang.
Oder das A: Ich bin ganz offen und mache dieses A, als würde ich einen Sonnenaufgang erleben – eine offene, staunende, bewundernde Gebärde. So erarbeitet man sich Laute, Worte, Sätze, auch Musikstücke. Man versucht einen Ton nicht nur äußerlich durch ein Zeichen wiederzugeben, sondern den Ton innerlich zu hören, um ihn dann in den äußeren Ausdruck zu übertragen. So gesehen ist die Eurythmie eine Schule der Wahrhaftigkeit. In eurythmischen Bewegungen offenbart man sich so, wie man ist. Wer gut beobachten kann, der sieht das dann auch. Manchmal mehr, als den Menschen lieb ist ...

•••

Zur Frage der Teilwahrheiten oder dem Verdrehen und Beschönigen der Wahrheit:

Gemeinnützige Vereine, wie „Brot für die Welt" oder „Greenpeace" tun viel Gutes, sie kommen aber an Gelder nur heran, wenn immer und ständig bestimmte Dinge so darstellt werden, dass den Leuten der Geldbeutel aufgeht – und da ist die Gefahr gegeben, mit den Mitteln der Übertreibung oder der Sentimentalität zu arbeiten. Man erfährt zum Beispiel nicht ebenso deutlich, wie viel von der Spende in der Administration hängen bleibt. Von diesen Dingen ist natürlich unser Leben voll, davon lebt auch der Alltag. Um wie viel kann man sich durch eine kleine Gefälligkeitslüge das Leben leichter machen? – Scheinbar. Wenn man die Sache wirklich durchdenkt, merkt man, dass man sich als Mensch entscheiden muss, ob man im Einklang mit der inneren Wahrheitsstimme – der Gewissensstimme – leben will oder nicht. Da gibt es keinen Kompromiss. Im Leben müssen wir manchmal Kompromisse machen – im Herzen sollten wir dies jedoch nie tun und uns unser Unrechtsbewusstsein treu und wach erhalten.

Ein Freund hat mir von einem Gynäkologen erzählt, der hat über viele Jahre in einer Abtreibungsklinik Abtreibungen gemacht, das war für ihn kein Problem, sondern sein Geschäft. Und eines Tages – völlige Routine – kommt wieder der kleine Embryo in die Petri-Schale, und zum ersten Mal sieht er, was er tut. Er sieht dieses zarte, kleine zuckende Menschenwesen, an dem sozusagen alles dran ist, nur ganz klein. Er sieht einen Menschen in seiner Entwicklung, und er ist derjenige, der das abbricht. Ihm ist in dem Moment klar, dass die Mut-

ter hier nicht die Hauptverantwortung trägt, sondern er, der es tut. Es war seine letzte Abtreibung. Ich möchte kein Plädoyer gegen die Abtreibung halten, ich möchte nur sagen, man kann etwas Jahre lang für normal halten, aber plötzlich passiert etwas, und man merkt, dass nun ein Entwicklungsschritt erforderlich ist, weil man es sonst nicht mehr aushält. Dann gibt es zwei Möglichkeiten; entweder dieses Erlebnis wird zum Schweigen gebracht, man redet sich gut zu, man bespricht es mit Kollegen, man zerredet es. Ein anderer Kollege sagt, er habe manchmal auch solche Anwandlungen, und man solle sich nicht so anstellen. Und man verdrängt es irgendwie.
Es kann aber auch der Biographie eine Wendung geben, und ab diesem Moment beginnt eine neue Entwicklung. Man sagt sich – und das hört man öfter –, das war der Geburtstag der Selbständigkeit. Jetzt fühlt man sich frei, das zu tun, was man verantworten kann. Da fängt man an, erst wirklich zu leben.

Menschliche Kultur kann sich nur dann weiterentwickeln, wenn wir ganz innen wieder ansetzen und uns frei machen von den äußeren Zwängen, auch von den Zwängen zur Nachlässigkeit und zur Verlogenheit.

Literaturhinweise

Friedrich Abel:
Heilen mit der Kraft der Seele, „Stern", Nr. 2, 03.01.1991
Verlag Gruner + Jahr, Hamburg

Rudolf Steiner:
Wie erlangt man Erkenntnisse der höheren Welten?
Rudolf Steiner Verlag, Dornach, 1995

Johann W. von Goethe:
Werke, Band 1, Hamburger Ausgabe

Jacques Lusseyran:
Das wiedergefundene Licht, Klett Cotta, Stuttgart 1994

Gotthold Ephraim Lessing:
Die Erziehung des Menschengeschlechts
Reclam Universal-Bibliothek

Christian Morgenstern:
Werke und Briefe, Verlag Urachhaus, Stuttgart, 1987 - 93

Novalis:
Hymnen an die Nacht, Nr. 5

Georg W. Fr. Hegel:
Phänomenologie des Geistes, Philosophische Bibliothek, 1988

Robert Plomin, Judie Dunn:
Warum Geschwister so verschieden sind
Klett Cotta, Stuttgart, 1996

Rudolf Steiner / Ita Wegman:
Grundlegendes für eine Erweiterung der Heilkunst
Rudolf Steiner Verlag, Dornach, 1991

Rudolf Steiner:
Theosophie, Rudolf Steiner Verlag, Dornach, 1995

Michaela Glöckler:
Gesundheit und Schule, Verlag am Goetheanum, Dornach, 1998